AF224774

RÉPUBLIQUE FRANÇAISE

MINISTÈRE DE LA GUERRE

SOUS-SECRÉTARIAT D'ÉTAT DU SERVICE DE SANTÉ MILITAIRE

AIDE-MÉMOIRE

CLINIQUE & THÉRAPEUTIQUE

DES

INTOXICATIONS

PAR LES GAZ

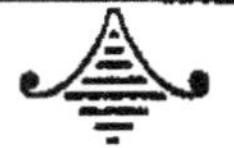

PARIS

CIPATRICE (Imprimerie Coopérative)

3, rue de Pondichéry

1918

AIDE-MÉMOIRE

CLINIQUE & THÉRAPEUTIQUE

DES

INTOXICATIONS

PAR LES GAZ

RÉPUBLIQUE FRANÇAISE

MINISTÈRE DE LA GUERRE

SOUS-SECRÉTARIAT D'ÉTAT DU SERVICE DE SANTÉ MILITAIRE

AIDE-MÉMOIRE

CLINIQUE & THÉRAPEUTIQUE

DES

INTOXICATIONS

PAR LES GAZ

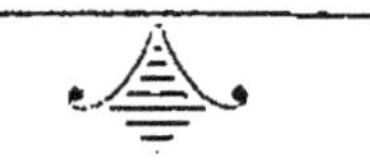

PARIS

L'ÉMANCIPATRICE (Imprimerie Coopérative)

3, rue de Pondichéry

1918

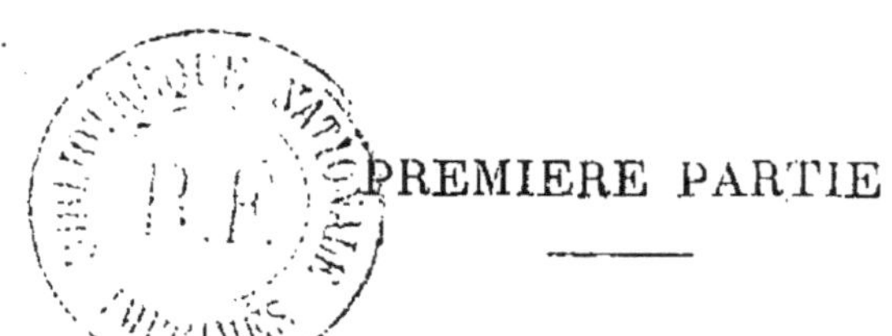

PREMIERE PARTIE

Classification des substances toxiques

I. — Les substances employées à l'état de gaz, vapeurs ou poussière et susceptibles de déterminer des accidents, peuvent être réparties dans les groupes suivants :

A) **Gaz de combat.**

1° *Gaz suffocants.*

Chlore.	employé en vague.	
Phosgène.		
Oxychlorure de carbone.		Obus
Chloroformiates de méthyle chlorés ou Palites.	employés en minen ou obus	à Croix verte
Bromacétone (1).		
Chloropicrine.		

2° *Gaz vésicants.*

Sulfure d'éthyle dichloré (ypérite).	Obus
Arsines chlorées et bromées (arsines liquides).	à Croix jaune

3° *Gaz irritants.*

a) lacrymogènes. Bromure de benzyle.	Obus T.
b) sternutatoires. Chlorure de diphénylarsine.	Obus à Croix bleue.

4° *Gaz toxiques* (type acide cyanhydrique).

B) **Gaz d'explosion** (oxyde de carbone).

-----

(1) La bromacétone et la chloropicrine à dose trop faible pour avoir une action sur le poumon, ont une action lacrymogène intense sans conséquence.

DEUXIEME PARTIE

Mode d'action des gaz

1º Gaz suffocants.

a)   *Phase initiale.* — Suffocation.
                Arrêt respiratoire.
                Toux.

b)   *Phase de rémission.* [Peut manquer (chlore).]
Guérison apparente. A l'examen souvent : respiration rapide, pouls rapide et hypertendu.

c)   *Phase des grands accidents.*

Sous influence de l'exercice musculaire (Effort, marche, mouvement) :

1) Crise brusque d'œdème pulmonaire aigu.   mort subite / mort rapide

2) Œdème pulmonaire non généralisé, avec plus ou moins de congestion pulmonaire.

3) Poumon bloqué: dyspnée, cyanose, pouls petit et incomptable, mort par asphyxie, sauf intervention.

4) Bronchite et congestion pulmonaire.

La période où la vie est en danger dure de 3 à 4 jours, pendant lesquels, comme signes accessoires, il y a :

fièvre : 38 à 39°, rarement plus.

troubles digestifs : anerexie, vomissements ou nausées, douleurs provoquées par l'alimentation, diarrhée ou constipation.

troubles rénaux : anurie pendant 12 heures, diminution des urines, albuminurie très légère pendant 3 jours au plus.

troubles nerveux : excitation passagère, asthénie et dépression nerveuse.

d) *Phase d'amélioration.*

Rétrocession des accidents pulmonaires.
Pouls instable : lent au repos (40 à 70), accéléré par le mouvement (100 à 120).
Tension artérielle basse.
Signes d'intolérance gastrique; parfois syndrome d'hyperchlochydrie; asthénie.

e) *Convalescence avec séquelles.*

Dyspnée d'effort.
Crises asthmatiformes nocturnes avec tachycardie.
Intolérance gastrique.
Asthénie et amaigrissement.

f) *Complications.*

1) *Prévoces* : emphysème sous-cutané, gangrène des membres inférieurs.

2) *De convalescence* : bronchopneumonie.

3) *Tardives* :
bronchectasie,
bronchite chronique,
emphysème,
instabilité cardiaque,
ulcère de l'estomac.

g.) Conditions aggravantes :

Terrain,

Age,

Affections pulmonaires antérieures (adhéren-
ces pleurales, emphysème, tuberculose).

Affections cardiaques.

Tares (alcoolisme).

2° **Gaz vésicants** agissant par vapeur et contact direct
ou indirect.

a) Phase initiale : insidieuse, pas d'irritation immédiate, odeur de moutarde, d'ail, etc..., du-
rée : 2 à 36 h. en moyenne, 6 à 10 h.

b) Début : Vomissement ou nausées,
Photophobie et larmoiement,
Somnolence invincible.

c) Période d'état :

1) *Manifestations oculaires :*

Conjonctivite, Photophobie, Chémosis, Œdème
des paupières, Exsudation fibrineuse, Dépoli
de la cornée.

2) *Manifestations cutanées :*

Erythèmes. Localisés au point de contact et
aux points d'élection : cou, aisselles, aines,
bourses.

Caractères analogues à l'érythème solaire ou à
l'érythème scarlatineux, d'abord rouges, puis
cuivrés, aboutissant à pigmentation brun
noir; sensation de cuisson et de tension s'at-
ténuant rapidement.

Erythèmes secondaires.

Chez les grands intoxiqués, probablement par élimination, survenant vers le 6ᵉ jour, avec l'aspect et la topographie des rash des maladies infectieuses : aisselles, aines, sternum, gouttières vertébrales.

Phlyctènes. Généralement par action locale du liquide; prédominance aux mains, à la verge, aux bourses. Semblables aux phlyctènes d'un vésicatoire.

3) *Manifestations digestives.*

Bouche et pharynx. Rougeur et plus rarement ulcération. Cependant, ulcérations petites, constantes, douloureuses, expliquant la dysphagie en arrière du pilier postérieur.

Vomissements : précoces, persistants dans les cas graves.

Intolérance gastrique et anorexie.

Diarrhée, parfois sanglante dans les cas graves.

4) *Manifestations pulmonaires.* — Les plus graves.

Laryngite (dysphonie ou aphonie) presque constante.

Trachéo-bronchite : ulcéreuse, à fausses membranes, avec expectoration de lambeaux ou de moules trachéo-bronchiques. La mort peut survenir par asphyxie mécanique du fait d'une fausse membrane détachée obstruant les bronches ou la trachée.

Bronchite ulcéreuse et bronchopneumonie consécutive.

Congestion pulmonaire.

5) *Manifestations rénales :* Albuminurie dans les cas graves. (Signification pronostique mauvaise.)

6) *Etat général :* Réaction fébrile d'autant plus élevée que l'intoxication est plus marquée.

Pouls rapide, hypertendu.

Asthénie, torpeur.

Dans les cas graves : agitation, crampes, convulsions, parésie des membres inférieurs, hyperesthésie généralisée.

d) Période tardive.

Guérison lente.

Susceptibilité persistante des yeux et des voies respiratoires supérieures.

Complications infectieuses :

Peau. Dermite suppurée.

Escharres (rares).

Septicémie.

Voies respiratoires :

Bronchopneumonie. } Evitables
Gangrène pulmonaire. } par les soins
Abcès du poumon. } d'antisepsie

3° **Gaz lacrymogènes.** — Bromure de benzyle.

Sensation immédiate de brûlure des yeux, augmentée par le larmoiement. Photophobie et conjonctivite. passagère.

Dans les cas graves : trachéobronchite légère, asthénie.

4° **Gaz sternutatoires.** — Chlorure de diphénylarsine chlorée.

Action insidieuse : ni odeur, ni saveur.

Provoque :
chatouillement de la muqueuse nasale,
éternuements incoercibles,
céphalée,
rhinorrhée,
salivation.

Intoxication véritable seulement à haute dose (absorption d'eau dans laquelle a éclaté un obus). Dans ce cas, vomissements, diarrhée parfois sanglante, asthénie.

5° **Acide cyanhydrique.**

Action brutale et immédiate,
Céphalée constrictive,
Raideurs et convulsions,
Spasme bronchique.

6° Oxyde de carbone. — (Dégagé par les explosifs.)

Inodore, incolore, sans saveur, insidieux.

Densité: 0,96, donc dangereux seulement en espace clos.

Nocif à 1 p. 1.000. Mortel à 1 p. 3.000.

Début insidieux :

céphalée bitemporale,
vomissement,
vertige et apparence ébrieuse,
dérobement des jambes.

Période d'état :

perte de connaissance,
coloration rosée des muqueuses et de la face,
respiration superficielle.

Evolution :

dépend du traitement, c'est-à-dire de l'administration d'oxygène, qui déplace l'oxyde de carbone et rend au sang ses facultés respiratoires.

Séquelles :

dyspnée d'effort,
dyspnée asthmatiforme,
instabilité cardiaque,
déficit d'intelligence et de la mémoire.

Parésies ou Paralysies :

Péroniers.
Extenseurs du membre supérieur.
Deltoïdes.
Pectoraux.

Intoxication par petites doses :

céphalée,
diarrhée,
asthénie,
dyspnée d'effort,
paresse intellectuelle.

Intoxication des blessés :

Coma sans rapport avec la gravité des bles-
sures.

TROISIÈME PARTIE

Diagnostic

Il est presque toujours possible de connaître qu'un homme a « reçu du gaz » ou non.

La certitude est absolue quand il s'agit de gaz suffocants; aux faits de bombardement s'ajoutent les symptômes pulmonaires plus ou moins immédiats.

Le diagnostic peut être moins rapide ou moins facile pour les autres substances toxiques. L'insidiosité et l'effet plus ou moins tardif caractérisent, en effet, l'ypérite et les arsines. Mais, ici encore, les circonstances de bombardement jouent un rôle important de commémoratifs. Il n'en est pas toujours ainsi pour le diagnostic d'intoxication oxycarbonée où n'intervient le plus souvent que la symptomatologie.

Cette complexité — relative, du reste — s'augmente de la parenté symptomatique de certains états infectieux comportant de l'urticaire, de l'érythème polymorphe : mais pour tous existent des signes d'infection, notamment de l'angine, et l'évolution est rapide. L'erreur est moins facile pour les fièvres éruptives dans lesquelles la notion de contagiosité et l'évolution cyclique suppriment généralement toute difficulté.

Envisager tous les diagnostics différentiels serait donc, dans le cas particulier, faire œuvre excessive. Il est plus simple de s'en tenir à l'hypothèse de l'intoxication par les gaz. Sur cette base, comment reconnaître la cause et la nature de l'intoxication ?

1° Signes d'irritation oculaire

a) Simple. Larmoiement immédiat. Odeur aromatique.

Bromure de benzyle.

b) Avec nausées et signes pulmonaires plus ou moins rapides :

Palites, chloropicrine.

c) Avec coryza aigu. toux, suffocation :

Cétones bromés.

d) Avec laryngite, érythèmes et phlyctènes cutanées après une période latente plus ou moins longue :

Ypérite.

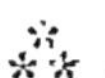

2° Signes d'irritation nasale, laryngée, trachéale

a) Eternuement et coryza aigu :

Chlorure de diphénylarsine.

b) Mêmes symptômes, plus laryngite, vomissements érythème léger des parties découvertes, conjonctivite légère, asthénie marquée. Présomption en faveur de :

Arsines chlorées et bromées (1).

---

(1) Données à titre d'indication, en attendant un diagnostic différentiel définitif entre l'action de l'ypérite et celle des arsines liquides. En cas de doute s'en tenir au diagnostic d'intoxication par l'ypérite,

c) Après latence plus ou moins longue, laryngite, conjonctivite, érythèmes et phlyctènes :

Ypérite.

3° SIGNES D'IRRITATION CUTANÉE

a) Erythèmes, apparaissant après une période latente plus ou moins marquée et variables comme localisation (cou, bourses, aisselles, aines). Rouges, puis cuivrés, puis bronzés. Phlyctènes aux mains, cou, verge, avec ou sans conjonctivite intense, laryngite :

Ypérite.

b) Erythèmes rosés, fugaces, touchant les parties découvertes, avec laryngite, conjonctivite légère, vomissements, asthénie : Présomption en faveur de :

Arsines chlorées et bromées (1).

4° SIGNES DE SUFFOCATION

Ils sont dus en général aux *gaz suffocants*. Leur apparition est généralement immédiate. Le médecin doit avoir aussitôt présent à l'esprit leur gravité, subite ou retardée.

5° SIGNES D'INTOXICATION GÉNÉRALE

Penser surtout à l'*intoxication oxycarbonée*, s'il y a céphalée bitemporale, vomissements, apparence ébrieuse, asthénie, dérobement des jambes, syncope.

QUATRIEME PARTIE

Thérapeutique

Le Médecin doit, par tous les moyens, convaincr les officiers et les hommes avec lesquels il est e rapport, que toute atteinte de gaz est dangereuse, mai évitable par l'application rigoureuse des moyens de protection individuels et collectifs. Il doit entraîne ses infirmiers et ses brancardiers au port du masque organiser d'avance des équipes de sauveteurs, habitués au maniement de l'appareil Draeger pour se courir, dans un abri envahi par l'oxyde de carbone, les intoxiqués. Le personnel placé sous les ordres du médecin doit être mis au courant par lui de notions élémentaires sur l'action des gaz, comprendre la raison des prescriptions en vigueur, afin de les exécuter de façon exacte et intelligente.

La précocité d'application de certain traitement est la condition du succès, un bon infirmier peut sauver des intoxiqués. Par conséquent, le devoir du médecin est d'avoir un personnel instruit, entraîné, en main.

A. — SUR PLACE :

1) *Il y a du gaz.* — Si l'homme n'a pas de masque, lui en mettre un; s'il a un masque, vérifier son adaptation et l'appliquer correctement; si le masque laisse passer le gaz, par suite d'un accident, le changer. Transporter aussitôt que possible l'homme dans une zone où l'air est pur. *Ne pas le laisser marcher.*

2) *Il n'y a pas de gaz.* — Si l'homme suffoque et tousse, lui donner une perle d'éther; recommencer au bout de 5 puis de 10 minutes, puis de quart d'heure en quart d'heure jusqu'à l'arrivée au poste de secours où l'intoxiqué sera transporté. Ne pas donner autre chose qu'une gorgée d'eau pour faire avaler la perle d'éther. Ne jamais donner de vin ni d'alcool.

Si l'homme a perdu connaissance, tamponner le front et les tempes avec un mouchoir ou une compresse imprégnée d'eau fraîche. Pratiquer la respiration artificielle, de préférence, par la méthode Schaefer.

« Le malade est étendu sur le sol, le ventre contre terre, les bras allongés en avant, la figure tournée sur le côté. Le sauveteur se place à genoux, les cuisses du patient entre ses jambes, de manière à pouvoir s'asseoir sur les mollets de l'asphyxié. Il étend les bras et pose ses mains ouvertes sur le dos, au niveau de dernières côtes, les pouces se touchant presque, *il appuie progressivement* et sans brusquerie de tout son poids sur le thorax de manière à provoquer l'expiration; il cesse alors de presser tout en laissant ses mains en place, s'asseoit sur les mollets; l'inspiration se produit par l'élasticité des côtes et des organes abdominaux; il recommence la pression progressive et continue ainsi à raison d'une pression de trois secondes toutes les cinq secondes. »

Si possible faire inhaler de l'oxygène à l'aide du Draeger ou de l'appareil dont on aura la disposition. Dès que le malade a repris connaissance, le transporter au P. S.

Si l'homme se plaint de brûlures des yeux ou de la peau, et n'est nullement gêné pour respirer, le conduire au P. S.

B. — AU POSTE DE SECOURS.

Le Poste de Secours doit être à l'épreuve des gaz, protégé autant que possible par les dispositions réglementaires et muni de tout le matériel thérapeutique et désinfectant nécessaire.

En présence d'intoxiqués, la condition essentielle est de retirer l'homme de l'atmosphère toxique et de reconnaître la catégorie de gaz responsable de l'intoxication.

Traitement.

　1° *Gaz suffocants :*

a) Repos absolu. *Maintenir couché.*
　　Evacuer sur brancard et par voiture.

b) Calmer la toux : Une perle d'éther toutes les 10 minutes.

c) Prévenir l'œdème pulmonaire : saignée, si cyanose, si pouls tendu, si dyspnée. La saignée doit être précoce, abondante-(300 gr.) et répétée (2 à 3 fois par jour). L'injection de 0,25 de caféine facilite la saignée.

d) Soulager la dyspnée : Inhalations d'oxygène prolongées.

e) Soutenir le cœur : huile camphrée 15 à 20 gr. par 24 heures; spartéine 0,10 à 0,25 par 24 heures; caféine 0,15 à 0,50 par 24 heures; strychnine 0,002 à 0,010 mgr. par 24 heures.
Proscrire la digitale et l'adrénaline.

　2° *Gaz vésicants :*

Mesures prophylactiques : Evacuer sur la station de triage et de désinfection après avoir :

Instillé dans chaque œil quelques gouttes d'eau bicarbonatée à 22,5 0/00;

Fait avaler une cuillerée à café de bicarbonate de
soude dans un quart d'eau.

3° *Gaz lacrymogènes* :

Lavage des yeux au sérum salé à 14 0/00, ou au bicarbonate de soude à 22,5 0/00. Ni corps gras, ni atro-
pine.

4° *Gaz sternutatoires* :

Vaseline cocaïnée à 1 0/0 dans le nez. Si à l'action
sternutatoire s'ajoutent de la céphalée frontale vive,
des **vomissements** avec douleur stomacale, de l'asthénie, **administrer** aussitôt du lait de magnésie à 1/5 :

Magnésie légère .... 1 cuillerée à soupe.

Lait concentré non sucré .. 4 —

mélanger au besoin avec un peu d'eau : 4 à 5 fois dans
les **24 heures**.

5° *Acide cyanhydrique* :

Amener à l'air libre;
Eau froide sur la nuque;
Respiration artificielle;
Inhalations d'oxygène;
Injections stimulantes d'éther ou d'huile camphrée.

6° *Oxyde de Carbone* :

Amener à l'air libre, couché, pour éviter la syncope;
Inhalations d'oxygène pur, sous-pressions prolon-
gées, faites dès que possible — même en cas de
mort apparente;
Respiration artificielle;
Chaleur;

Pas de calmants ni d'anesthésiques;

Faire boire du café;

Injections d'huile camphrée.

C. — A LA STATION DE TRIAGE.

Aux termes de la circulaire 4548/S, du 16 juillet 1918, cette station est constituée au G. B. D. Elle constitue l'élément divisionnaire avancé de triage et de traitement d'urgence. Son organisation et son fonctionnement sont réglés dans les termes suivants :

1° *Organes de traitement d'urgence.*

Ils consistent pour les *vésiqués* en postes de lavage et d'échange de vêtements installés le plus près possible des lignes.

Les postes de lavage des G. B. D. ont deux buts :

1° Lavage en quelque sorte *prophylactique* des hommes qui ont été soumis à un bombardement, mais qui ne présentent pas de symptômes d'intoxication. Il est à désirer que ce lavage soit accompagné d'une désinfection des vêtements, afin que ses propres vêtements soient rendus à chaque homme.

2° Lavage *thérapeutique* des vésiqués et échange de leurs vêtements.

Personnel. — Le personnel de ce poste de lavage doit être pris dans le Personnel normal du G. B. D. En particulier les pharmaciens et pharmaciens auxiliaires de cette formation y seront très utilement employés.

Matériel. — Le matériel doit comporter :

a) Dans tous les cas, une *installation de douche.* La qualité essentielle est la mobilité et la rapidité d'installation.

b) Si possible, *un moyen de désinfection des vêtements.* Cet appareil doit être à gros débit,
surtout dans son usage prophylactique. Il est
réalisé par toute étuve à vapeur à 120°. A
défaut, force sera d'opérer l'échange des vêtements.

En présence d'un afflux considérable ou sous l'action des circonstances militaires, ce poste de G. B. D.
pourra souvent être insuffisant ou inopérant. Dans ce
cas, le lavage devra être fait dans les formations plus
en arrière.

Quant à la conduite médicale, en ce qui concerne les
suffoqués au G. B. D., elle ne saurait différer de ce
qui a été établi précédemment aux Postes de Secours.

D. — AUX AMBULANCES SPÉCIALISÉES Z :

Les *ambulances* Z ou *hôpitaux* Z doivent répondre
aux trois buts suivants :

Le traitement d'urgence, mais seulement en sup-
pléance des G. B. D.;

L'observation et le triage;

Le traitement définitif.

Il doit en exister une série, échelonnée en profon-
deur, pour recevoir et traiter les vésiqués graves ou
aggravés à chacune de leurs étapes. Chacune d'elle
doit comprendre :

1° une station d'observation et de triage;

2° une station d'hospitalisation.

1° *Stations d'observation.* — Les stations d'observation reçoivent les gazés supposés légers ou moyens,
après lavage et séchage de leurs vêtements. Ils y restent pendant toute la période d'observation, qui est

d'après l'expérience, d'environ 5 jours. Les graves passent de là dans les sections de traitement, les légers y restent jusqu'à guérison.

2° *Station d'hospitalisation.* — Connexes aux stations d'observation, les stations d'hospitalisation ne diffèrent des formations sanitaires médicales ordinaires, ambulances ou hôpitaux, qu'en ce que leur personnel et leur matériel sont spécialisés dans le traitement des gazés.

Composition d'une ambulance Z. — La composition de chaque formation sanitaire Z doit être :

En personnel :
- Un médecin-chef. ⎫
- Deux médecins. ⎬ Spécialisés
- Un otorhinolaryngologiste.
- Un ophtalmologiste.

En matériel :

a) Une installation de lavage.

b) Un appareil pour la désinfection des vêtements et du linge.

c) Un nombre suffisant de locaux hospitaliers, tentes, baraques, etc... Le nombre normal de lits doit être de 100 à 300 environ. Toutes les formations de D. E. ou de Régions doivent avoir 1.000 à 2.000 lits.

d) Un matériel pour la thérapeutique spéciale des intoxiqués comprenant en particulier :
Une caisse Bossy pour inhalations collectives d'oxygène ;
Des obus à oxygène ;

En paniers ou en caisses tout le matériel thérapeutique nécessaire au traitement des gazés, d'après la « Notice clinique et thérapeutique de l'intoxication par les gaz » ;

e) Enfin, pour les formations les plus avancées, une collection de vêtements pouvant servir à l'embulance Z elle-même et éventuellement destinée à ravitailler à l'aide de voitures sanitaires, les postes de lavage des G. B. D.

Fonctionnement des ambulances Z.

1° Vésiqués :

Avec cette organisation, l'évacuation et le traitement des vésiqués aura lieu de la manière suivante :

Des soldats atteints par les gaz vésicants arrivent au poste de secours. Dans les cas favorables, il y sont lavés et les vêtements sont changés. Ceci ne se produira que très rarement. Le plus souvent, ils sont envoyés assis par S. S. A. du poste de secours au poste de lavage du G. B. D. C'est là que se fait le lavage et l'échange de vêtements. Ils sont ensuite transportés à l'ambulance spécialisée Z de corps d'armée. Là, ils sont reçus à la « Station d'observation ». Ils y sont examinés par des Médecins compétents. Si l'état de quelques-uns est grave, ils passent aussitôt au quartier d'hospitalisation où ils sont traités. Les autres y restent en observation, si le nombre des places le permet, ou sont évacués le plus tôt possible sur l'ambulance spécialisée d'armée installée à l'Hôpital d'évacuation qui dessert le Corps d'armée.

Dans cette formation, ils sont abrités à la « Station d'observation ». Ils sont examinés par les Médecins spécialisés; les graves sont hospitalisés, les autres sont ou conservés en observation suivant le nombre des places vacantes, ou évacués par train sur la formation spécialisées d'étapes ou de régions.

Là, les vésiqués sont reçus à la « Station d'observation ». Les légers y restent jusqu'à guérison. Les moyens et les graves sont traités dans le quartier d'hospitalisation.

En cas d'afflux considérable de vésiqués, si le poste de lavage du G. B. D. est débordé, les malades sont envoyés directement à l'ambulance de Corps d'Armée, qui les recevra. Si celle-ci est débordée à son tour, on les enverra directement à l'ambulance d'armée, qui procèdera aux mêmes soins.

Il est de toute nécessité que, dans ce but, ces formations soient en liaison étroite entre elles.

Enfin, les voitures qui ont transporté des vésiqués seront, dans tous les cas, désinfectées par le chlorure de chaux et ventilées pendant le retour.

2° *Suffoqués :*

Le traitement de ces malades se fait dans les mêmes formations que celui des vésiqués.

1°) *Traitement d'urgence.* — Il est fait dans les postes de secours, toutes les fois que cela est possible.

2°) Les malades sont transportés *couchés* par voitures automobiles à l'Ambulance Z de Corps d'Armée, où ils sont hospitalisés, jusqu'au moment où ils deviennent évacuables.

3°) Si l'ambulance Z du C. A. est encombrée, les malades sont envoyés directement à l'ambulance Z d'Armée, qui les hospitalise dans les mêmes conditions.

4°) Lorsque les gazés sont devenus évacuables, ils sont dirigés de l'ambulance de C. A. ou d'Armée sur la formation Z d'étapes où ils achèvent leur guérison.

Quant aux moyens thérapeutiques, ils doivent être ici mis en œuvre au complet.

1° Gaz suffocants :

Comme au Poste de Secours et au Poste de G. B. D.: Repos absolu (en position couchée ou demi-assise dans un lit); calmer la toux; prévenir l'œdème pulmonaire par la saignée, soulager la dyspnée et soutenir le cœur. En outre :

a) *Débarrasser.* — Ipéca à dose vomitive, 1 gr. tous les quarts d'heure dans un peu d'eau tiède, jusqu'à vomissement. Pas d'ipéca s'il y a tendance à la syncope et faiblesse du pouls.

b) *Désinfecter.* — Inhalations de vapeur d'eau eucalyptolée ou thymolée, huile goménolée dans le nez.

c) *Régime alimentaire.* — Diète hydrique ou lactée, puis régime lactovégétarien;

Bicarbonate de soude contre les douleurs gastriques ;

Lavements purgatifs;

Serum rectal goutte à goutte.

d) *Adjuvants.* — Révulsion thoracique, cataplasmes sinapisés, ventouses, ventouses scarifiées, enveloppements chauds).

Aération.

Calme..

e) *Surveiller la convalescence.*

Asthénie = Strychnine, 0,004 à 0,010 milligr.
   par 24 heures ;
Pouls lent = repos ;
Hyperchlochydrie = alcalins ;
Dyspnée = Exercices respiratoires. Oxygène.

2° *Gaz vésicants :*

Compléter les mesures prophylactiques si elles
n'avaient pas été rigoureusement appliquées au Poste
de G. B. D.

a) *Mesures prophylactiques :*

Changer les vêtements ;
Désinfecter ; lavages à l'eau savonneuse : tégu-
ments : eau bicarbonatée chaude ; œil : eau bicarbonatée à 22,5 p. 100.
Bicarbonate de soude, une cuillerée à soupe 2 ou
3 fois par jour.

b) *Mesures thérapeutiques.*

1) *Œil.* — Lavage à l'eau bicarbonatée à 22,5
p. 1.000 ; au permanganate de soude à 1 p. 4.000
dans un sérum salé à 7 p. 1.000.
Contre larmes et photophobies : instillations d'a-
tropine à 1 p. 100.
Contre douleurs : instillations de cocaïne à 1 p. 200.
Contre suppuration : instillations de collargol à
1 p. 50.
Protection ultérieure de l'œil devenu sensible à
tous les irritants. Pas de pansement occlusif.

2) *Peau.* — Erythèmes : Poudrage, Talc ou poudre composée.

Phlyctènes : Ouvrir aseptiquement.
Huile goménolée ou liniment oléo-calcaire.

Infection : Antiseptiques légers :
Lavages à l'eau d'Alibour.
Pâte ichtyolée ou huile goménolée.

3) *Voies respiratoires.*

Inhalations, vapeur d'eau eucalyptolée ou thymolée.
Huile goménolée dans le nez.
Enveloppements chauds.
Médication symptômatique des manifestations pulmonaires.

4) *Voies digestives :*

Bouche et pharynx : Attouchement des ulcérations avec solution cocaïnée de bleu de méthylène.
Estomac : Bicarbonate de soude.
Lavement au bicarbonate de soude.
Dans le cas d'intoxication présumée par les arsines liquides, lait de magnésie à 1/5 :

Magnésie légère .... 1 cuillerée.

Lait concentré non sucré .. 4   —

Mélanger 4 à 5 fois par jour.

5) *Etat général :*

Bicarbonate de soude : une cuillerée à soupe trois fois par jour ; Instillations rectales goutte à goutte contre l'hyperthermie.

Pour ce qui est de l'intoxication par gaz lacrymogènes et sternutatoires, de l'intoxication par l'acide cyanhydrique, enfin de l'intoxication oxycarbonée, les mêmes prescriptions établies au Poste de Secours sont à appliquer aux ambulances spécialisées avec tout le perfectionnement que peut fournir une formation stable et bien installée.

TABLE DES MATIÈRES